AF603473

LETTRE
A L'AUTEUR
DES
OBSERVATIONS ET REFLEXIONS
SUR LA
PETITE VEROLE.

AVEC UNE DISSERTATION
SUR CETTE MALADIE.

ET LA MANIERE LA PLUS HEUREUSE
DE LA TRAITER.

Par Me LOUIS-JEAN LE THIEULLIER,
*Docteur Regent de la Faculté de Medecine
en l'Université de Paris.*

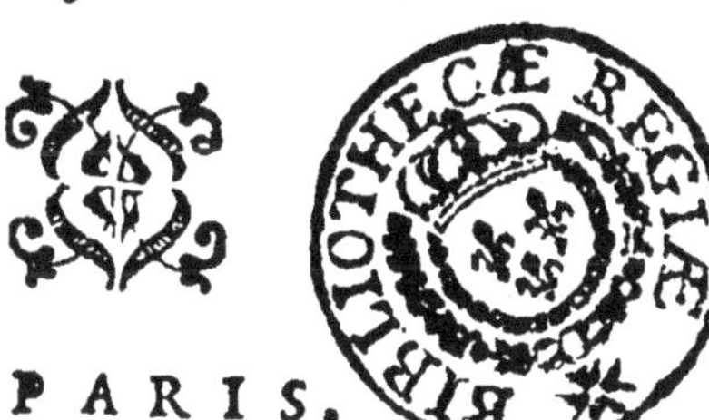

A PARIS.

Chez JACQUES QUILLAU, Imprimeur Juré-Libraire
de l'Université, rue Galande.

M. DCCXXV.

AVEC APPROBATION ET PRIVILEGE.

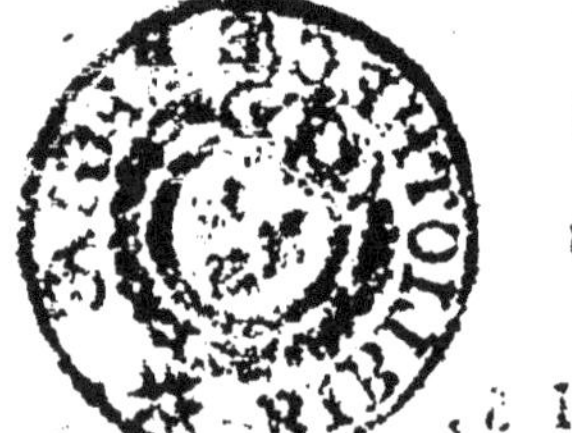

AVIS AU LECTEUR.

JE me reſervois la ſatisfaction de marquer mon ſentiment ſur la maniere de gouverner ceux qui ont la Petite Verole, au temps que je donnerai un Traité en Langue Latine ſur toutes les Maladies les plus ordinaires; mais les Obſervations peu refléchies qu'un Chirurgien a données depuis quelques mois, m'ont forcé de produire cet abregé, qui eut mieux trouvé ſa place ailleurs. Je ne m'amuſe point à le ſuivre exactement, le nombre de ſes égaremens eut demandé plusieurs Volumes pour être réformez ; il me suffit d'en rapporter fidellement quelques-uns par lesquels il prononce contre lui-même le jugement qu'il merite. Au reste, il paroît que ce Chirurgien a beaucoup étudié son art, puisqu'il s'explique si absurdement sur la profession de Medecine : car je ne puis croire que pour avoir voulu trop étendre ses idées, il soit aussi imparfait Ouvrier, qu'ignorant Physicien.

LETTRE A L'AUTEUR DES OBSERVATIONS ET REFLEXIONS SUR LA PETITE VEROLE.

LE zele que j'ai naturellement pour l'interêt du Public, ne me permet pas, Monsieur, de differer plus long-temps à le desabuser des fausses préventions que vous lui avez donné par votre Livre *des Obser-*

vations & Refléxions sur la Petite Verole. Il eut été peut-être plus glorieux pour vous de ne traiter que des matieres qui fussent de votre ressort; vous eussiez été capable ou de réparer les fautes que vous eussiez pû commettre, ou au moins de profiter des lumieres qui vous auroient été communiquées; mais vous êtes sorti des bornes que votre art vous prescrit, & présumant de vos forces, vous n'avez consulté que votre demangeaison d'écrire, ou vos interêts, dirai-je les deux? Je n'en jugerai point, mais quelques traits de vos Observations que je rapporterai fidellement ici, prouveront l'obligation dans laquelle j'ai été de faire les miennes à mon tour.

Vous dites * „ que la Petite Verole est un cruel „ ennemi acharné à poursuivre impitoyablement les „ hommes jusques dans leurs „ retraites, où quelques-uns „ même en sont morts en „ très-peu de jours, & que „ les choses étant ainsi, le „ parti pour s'en exemter est „ l'usage de vos préservatifs „ dont vous avez fait l'épreuve, & que vous croiez très-„ assurez. “ De bonne foi, Monsieur, une personne de goût, qui sur votre affiche auroit fondé de grandes esperances, & fait emplette

* Page 3.

de votre Livre, rougiroit dès ces premieres lignes de s'être si promptement rendue la duppe de vos belles promesses. Vous devez sçavoir, Monsieur, qu'on ne cherche pas les remedes incertains ; & comme vous croiez simplement que vos préservatifs sont assurez, vous ne trouverez pas mauvais que l'on attende que vous en soyez persuadé. On ne se livre pas même tête baissée à un Auteur qui garantit, comment à plus forte raison avoir une aveugle confiance en celui qui doute, & d'ailleurs aura encore pendant un longtems des motifs de douter ? Au reste, pour proposer un

Préservatif infaillible de la Petite Verole, & lui donner du credit, il faudroit que des experiences réiterées en eussent avant confirmé l'utilité, ce qui se pourroit pratiquer de cette maniere.

Si la Petite Verole étoit une maladie que tout homme dût necessairement avoir, & dont il apporta le germe en naissant, peut-être auriez-vous quelque prétexte d'annoncer votre *Préservatif*. Après en avoir fait user à une ou plusieurs personnes pendant toute leur vie, je pourrois souffrir que vous le vantassiez, & je croirois encore vous faire quelque grace, puisque celui qui seroit mort jeune ſans avoir été attaqué de la Petite Verole, eût pû n'en pas être exempt dans un âge plus avancé. Mais la ſuppoſition étant fauſſe, examinons le parti que vous avez à prendre pour que votre remede ſoit reconnu auſſi ſalutaire que vous l'imaginez.

Il eſt moralement impoſſible que dans le cours de deux ou trois ans, aucun ne ſoit attaqué de la Petite Verole dans Paris. Or diſtribuez votre *Préſervatif* dans toutes les familles; que toutes en uſent, & ſi ce *cruel ennemi ne pourſuit impitoyablement* perſonne pendant ce temps, j'aprouve votre ſecret. Mais

1°. Cette distribution sera faite *gratis ;* autrement ou les riches seuls en prendroient, ou vous feriez payer le droit que vous auriez infailliblement de vous moquer de la simplicité du Public. 2°. Avant de donner ce remede, il faudroit en sçavoir la composition, car il en est peu d'indifferents ; & comme on auroit tort d'éxiger de vous la connoissance de toutes leurs differentes qualitez, vous dévoileriez votre mystere à des Maîtres de l'art, afin de juger si le pir-aller du prétendu spécifique seroit de ne pas échapper à la Petite Verole. Acceptez-vous la proposition? Je n'ose le croire, & je ſuis convaincu qu'il ne vous conviendroit pas d'adopter ces conditions. Vous les refuſez donc ? Alors je vous répons, Monſieur, au nom du Public, qu'il n'a aucun * *lieu de ſe promettre des avantages de votre remede ſi ſalutaire.*

* Pag. 3.

Ecriez vous tant qu'il vous plaira *. „ N'eſt-il pas juſte, „ en un mot, de profiter en „ quelque ſorte de ſes re„ cherches, de ſes refléxions „ & de ſon travail, avant que „ d'abandonner le tout au „ Public, en lui apprenant „ la compoſition d'un reme„ de qui ne lui ſera point re„ fuſé, & dont il peut reſſen„ tir l'utilité, ſans qu'il ait be„ ſoin d'en ſçavoir le myſtere ?

* Pag. 5.

Banniſſez d'abord la Petite Verole du Royaume, & *vous profiterez de vos recherches*. Mais vous voulez que l'utilité promiſe *au Public* ſuive votre *profit*, au lieu que vous ne devez attendre ce *profit*, qu'après que vous aurez été reconnu utile *au Public*. Il n'eſt pas permis de douter de vos intentions, vous les reglez ſur * " une coutume établie
„ de tems immémorial, & à
„ laquelle ſe ſont toujours
„ conformez les plus ſcru-
„ puleux, ſans avoir été pour
„ cela repréhenſibles „. Que porte cette coutume? de cacher *le myſtere*, & le cacher *
„ juſqu'à ce qu'une Puiſſance
„ ſuperieure touchée du bien

* Pag. 5.

* Pag. 5.

„ public, les ait engagez (*ces*
„ *ſcrupuleux*) par ſes bienfaits
„ à publier cette découverte.
Je commence à vous bien entendre, Monſieur ; vous vous expliquez clairement ; vous voulez des *bienfaits*, & pour les obtenir il faut *qu'une Puiſſance ſuperieure ſoit touchée du bien public* en aſſurant d'abord le vôtre : *en un mot* vous voulez *profiter de vos recherches* avant l'application de ce que vous prétendez avoir trouvé.

Voilà de quelle maniere vous préparez les eſprits dans le préliminaire de vos obſervations, je paſſe ſous ſilence pour uninſtant l'origine que vous donnez à la Petite Verole, & le temps où vous la croyez avoir commencé ; je m'en ſouviendrai dans la Diſſertation qui ſuit cette Lettre. Je ne parlerai pas non plus des objections que vous vous faites à vous-même dans toute votre ſeconde Refléxion, & de la ſolidité avec laquelle vous les ſçavez reſoudre, principalement dans les articles de l'*Ecume*, où vous donnez une ample & preſque-phyſique explication *,, de la viande qu'on ,, fait bouillir, ſur-tout de ,, celle de boucherie ,, & des deux ſortes d'*Ecume*. Quelque Curieux aimera mieux ſe donner le plaiſir de s'inſtruire de votre propre bouche. Mon intention n'eſt

* Pag. 10.

que de parcourir legerement quelques endroits dans lesquels vous vous érigez en Æsculape.

*Pag. 24. En 1716, dites-vous, * une Demoiselle attaquée de la Petite Verole vous honora de sa confiance, vous lui fites une saignée aussi-tôt votre arrivée chez elle, & vous futes ensuite l'executeur des ordres de Messieurs *Gely*, *Geoffroy & Dumoulin.* Malgré

*Pag. 25. tous leurs soins *,, la malade ,, s'affoiblissoit considerable- ,, ment, & la Petite Verole ,, s'éclipsoit. Touché de l'é- ,, tat déplorable où se trou- ,, voit cette Demoiselle, vous ,, vous avisâtes de faire des ,, mêches, & vous futes assez

„ heureux d'appliquer le re-
„ mede ſur l'ouverture du
„ vaiſſeau, au moyen de quoi
„ l'hæmorrhagie ceſſa, la Pe-
„ tite Verole reprit vigueur
„ & ſe manifeſta, ou pour
„ mieux dire, la nature prit
„ le deſſus, & la Demoiſelle
„ guerit heureuſement. "
J'admire votre preſence d'eſprit, Monſieur, & les trois illuſtres Medecins que vous nommez ne doivent jamais oublier l'obligation qu'ils ont eu au moyen dont *vous vous aviſâtes* alors, puiſque lui ſeul a procuré l'heureuſe gueriſon dont vous avez bien voulu qu'ils partageaſſent l'honneur avec vous. Comment après un pareil ſuccès

n'avez-vous pas préferé le débit de vos *mêches* à celui de votre *préservatif*, puisque non seulement elles font *manifester* la Petite Verole *éclipsée*, mais la font terminer si heureusement.

* Pag. 34. Plus j'examine * *la maniere dont vous vous êtes comporté depuis que vous exercez* (non pas votre profession, comme vous le croyez, mais la nôtre) *dans le traitement de cette maladie*, plus, si l'on a quelque foi dans vos proüesses, on vous trouvera de talens pour la Medecine. Vous avez

* Ibid. gueri * *plus de quinze cens malades de la Petite Verole, sans y comprendre ceux que vous avez vû avec Messieurs les Medecins*,

des lumieres desquels vous avez profité. Ce sont donc plus de quinze cens gueris par vos propres lumieres, & beaucoup d'autres à la guerison desquels vous avez contribué conjointement avec M^rs les Medecins. Mais ne pourrois-je pas vous appliquer ici ce que vous dites * „ de „ ces faux Medecins, gens „ à remedes secrets, qui sé„ duisent les Peuples par des „ cures faussement alleguées „ & par des discours empha„ stiques qui sont les preu„ ves les plus certaines qu'on „ puisse avoir de leur teme„ rité & de leur impéritie: „ mais cependant trop pro„ pres à abuser la populace

* P. 41. 42.

„ credule, &c. " car il eſt beaucoup plus facile d'écrire *quinze cens gueris*, que de guerir veritablement un Particulier. Vous ne l'ignorez pas, Monſieur, après les peines que vous avez ſouffert dans la maladie de cette Demoiſelle
*Pag. 45. „ * que vous eutes la condeſ-
„ cendance de voir ſeul juſ-
„ qu'au neuviéme jour, qu'il
„ lui ſurvint une telle op-
„ preſſion, qu'elle l'emporta
„ en peu de jours. „ Vous le ſçavez encore mieux par la
* Pag. 48. maladie *" d'une Demoiſelle
„ fille d'un Conſeiller de la
„ Cour des Monnoyes, que
„ vous conduiſites encore
„ ſeul,.... quoique pendant
„ quelques jours les accidens

„ ſe fuſſent calmez, cependant.... à la fin du douziéme jour, la malade tomba dans une profonde léthargie dans laquelle elle mourut. „ Il eſt vrai que cette Petite Verole étoit des plus dangereuſes, puiſque vous la mettez du nombre des *confluentes malignes*, *chapronnées*. Je ſuis perſuadé que ſi vous * *rapportiez ſcrupuleuſement & ſelon l'ordre chronologique*, toutes les obſervations que vous vous êtes donné lieu de faire dans cette maladie, je verrois que ce n'eſt pas ſans fondement que vous dites * *avoir été témoin l'Automne dernier* (c'eſt-à-dire en 723) *d'une Petite Verole très-*

* Pag. 15.

* Pag. 2.

meurtriere. Ce qui me fait naître cette opinion eſt le peu d'exactitude que vous avez à détailler ceux que vous avez gueri. Vous deviez tâcher de juſtifier la cure des quinze cens & plus ; pour cela il en faloit deſigner un nombre de chaque année, & ſous le prétexte de ne point vouloir ennuyer un Lecteur par une foule de récits, le terme d'*une infinité d'autres* eut placé vos *quinze cens & plus*. Mais la choſe vous étoit apparement impoſſible, puiſque * *vous aviez vû tant de* funeſtes *exemples de ces ſubites métaſtaſes*) vous parlez alors de celle dans laquelle eſt morte la Demoi-

* P. 50.

ſelle fille d'un Conſeiller de la Cour des Monnoyes, dans le temps que *Madame ſa belle mere commençoit à chanter victoire*) & vous êtes aſſez familiariſé avec ces *métaſtaſes*, pour *n'être que médiocrement ſurpris quand elles arrivent*. C'eſt ainſi que vous finiſſez votre ſixiéme Refléxion.

Je ferois inſenſiblement un Volume conſiderable de Refléxions ſur les vôtres, en faiſant cependant une grace dûe à votre ſtile, mais mon deſſein n'eſt que d'écrire une Lettre, & je vous quitte dans le moment. Voyons cependant en abregé comment vous vous expliquez ſur les cauſes des accidens de la Petite Verole. Je m'en tiendrai à ces trois-ci que vous ſuppoſez dans un malade qui ſe ſentiroit étourdi, ou qui auroit la fiévre, ou qui auroit des éblouiſſemens, ou tous enſemble.

* Pag. 51. Quant aux étourdiſſemens, ils viennent* *des liqueurs étérogenes;* ces liqueurs forment *un torrent, ce torrent frappe quelquefois comme un éclair, & ſi bruſquement tout le corps d'un malade, qu'il s'en trouve étourdi comme d'un coup de foudre.* Voilà en deux lignes l'explication des étourdiſſemens, & ſans doute, des aſſoupiſſemens, confirmée par les exemples convaincans de l'*éclair* & du *foudre.*

Pour

Pour avoir une idée bien claire de la Fievre, * „ Nous „ pouvons donc la concevoir „ comme une roue qui est „ poussée avec une telle vitesse, „ se, & dont les tours se font „ avec tant de rapidité dans „ certains redoublemens qu'„ on en est ébloui : c'est ce „ que nous voïons dans quel„ ques fiévres qui annoncent „ la Petite Verole. Aprés de tels éclaircissemens, que pouroit-on souhaiter sur les causes de ces symptomes ? Il faut avouer, Monsieur, que vous évitez bien des contraintes & de l'étude à ceux qui veulent embrasser la profession de Medecine. Cette science que nous avons jusqu'à pre-

* Pag. 5

ſent regardé ſi longue à acquerir, que le cours de la vie de l'homme y pouvoit à peine ſuffire, ne ſera plus qu'un curieux & facile amuſement; puiſque ſans avoir jamais fait d'études en Medecine vous la pratiquez, avec autant de capacité que vous operez avec dexterité; & vous poſſedez l'œconomie animale à un degré ſi éminent, que vous ne laiſſez rien à deſirer ſur les matieres que nous avions crû les plus obſcures. Vous m'avez déja demandé, Monſieur, quel jugement je portois de vôtre Livre; après l'avoir examiné autant qu'il le merite, je trouve que vous pouvez vous raſſurer, & ne pas craindre qu'on le regarde jamais * *comme une Affiche raiſonnée* ; ma déciſion eſt une preuve de la ſincerité avec laquelle je ſuis,

* Pag. 4

MONSIEUR,

Votre très affectionné
ſerviteur, LE THIEULLIER.

A Paris ce 18 Janvier
1725.

DISSERTATION
SUR LA
PETITE VEROLE.

DE toutes les maladies ausquelles l'homme est sujet, il n'en est aucune dont le caractere soit moins connu, les symptomes plus fâcheux & plus trompeurs, les suites plus funestes que la petite Verole : elle est d'une nature que l'on sent trop, sans la pouvoir assez désigner ; les conjectures font soupçonner ce que ce pouroit être, sans convaincre de ce que c'eſt : toute autre maladie porte avec ſoi des indications qui guident ſuffiſamment un Medecin pour tirer des prognoſtics certains ; celle-ci, au contraire, laiſſe toujours un doute dont il n'eſt point permis de ſortir quand on la croit terminée : ou ſi une préſomption mal placée veut augurer quelque choſe ſur l'évenement, les apparences mêmes les plus flatteuſes, qui avoient fait hazarder de ſi belles promeſſes, payent bien-tôt le témeraire par un coup autant fatal qu'imprévû. Enfin le Medecin ne peut compter ſur un heureux ſuccès, après tous les principaux tems de la petite Verole paſſez ; (j'entends l'éruption des puſtules, leur ſuppuration & exſiccation,) la tragedie ſe renouvelle ſouvent avec autant d'ardeur, comme nous avons vû l'année derniere dans pluſieurs perſonnes, qui ont eû la petite Verole deux fois dans l'eſpace de trois ou quatre mois ; & celles qui ne l'ont eû qu'une ſeule, ont été la plûpart ſujettes à des dépôts, qui, quoique des reſtes de cette maladie, portoient le même danger.

Cette incertitude dans laquelle nous ſommes de l'origine & des cauſes de la petite Verole, fait varier les Medecins dans leur pratique : les uns la regardant comme l'effet d'une plenitude de ſang, épouſent la ſaignée, réiterée dans toutes les circonſtances indiſtinctement comme un puiſſant préſervatif avant, ou un ſpecifique lorſqu'elle eſt déclarée: d'autres prétendent que des matieres indigeſtes qui ſéjournent dans l'eſtomach, ſont les principaux agens, & ſe livrent alors volontiers aux émetiques. Quelques-uns s'imaginans que la nature a toujours beſoin d'un frein, & que le Medecin s'en doit plûtôt rendre le maître que l'écouter, donnent tête baiſſée dans les ſaignées & les rafraîchiſſemens: en un mot, rien ne prouve davantage l'ignorance dans laquelle on eſt de la nature de la petite Verole, que la diverſité des ſentimens ſur ſa cure.

Pour moi, après avoir examiné pendant long-tems ce qu'en ont dit les Auteurs tant anciens que modernes, & formé pluſieurs raiſonnemens ſur tout ce que mes idées me fourniſſoient, j'ai reconnu avoir inutilement travaillé à la recherche de l'origine & des cauſes de la Petite Verole. Quelques Sçavans, après Avicennes, ſont tombez dans le même embarras; entr'eux Sylvius d'Eleboë, * dit que „ la plûpart ont jugé que ces Exanthemes étoient cauſez par

* *Prax. Med. apend. tract.*

„ un ſang menſtrual corrom-
„ pu, amaſſé pendant la groſ-
„ ſeſſe aux environs de la ma-
„ trice, & dont quelque par-
„ tie étoit paſſée au fœtus:
„ que ce ſang corrompu ſé-
„ paré quelquefois plûtôt,
„ quelquefois plûtard du
„ reſte de la maſſe, étoit en-
„ fin pouſſé à la ſuperficie du
„ corps. „ *Judicarunt plerique ortum habere iſta Exanthemata ex corrupto ſanguine menſtruo, durante uteri geſtatione circà uterum collecto, & aliquâ ſui parte in fœtum tranſlato; tandemque nunc citiùs, nunc tardiùs à reliquâ maſſâ ſecreto, atque ad corporis ſuperficiem propulſo.* Cette opinion eſt indifferente au docte Sylvius, * „ qui la regarde

* *Prax. Med. app. tract.* 1.

„ comme un exposé qui n'a „ pas plus de puissantes rai- „ sons pour être soutenu, que „ pour être détruit. „ *Quemadmodum nullam novi rationem urgentem quæ hoc assertum evertat, ita nullam etiam novi quæ idem potenter adstruat.*

Ce systême répandoit trop de difficultés pour avoir beaucoup de Partisans. Fernel en connut le faux, & le renversa par de fortes raisons. „ * Si c'étoit la vraye cause, „ (c'est-à-dire celle que nous „ venons d'exposer) il s'en- „ suivroit que toutes les per- „ sonnes du sexe incommo- „ dées d'une suppression des „ regles, qui produiroit une „ plenitude excedente de

* *De morb. pestil. lib. 2. cap. 12.*

„ ſang dans tout le corps, ſe-
„ roient ſujettes à cette ma-
„ ladie, ce qui neanmoins
„ arrive rarement. Qu'il y ait
„ des reſtes d'un ſang men-
„ ſtrual dans les enfans, &
„ ceux qui ſont d'un âge plus
„ avancé, c'eſt un ſentiment
„ contraire à celui de *Galien*,
„ qui aſſure que le fœtus tire
„ ſa nourriture de la plus pure
„ portion du ſang de ſa mere,
„ & non de ce ſang men-
„ ſtrual. Suppoſé même qu'un
„ ſang menſtrual fit en par-
„ tie la nourriture du fœtus,
„ comment après pluſieurs
„ fiévres & maladies guéries
„ parfaitement, ce vice ſe
„ feroit-il ſentir, & atten-
„ droit à ſe développer vers

„ l'âge de trente ou quarante „ ans, ausquels plusieurs sont „ attaquez de la Petite Ve- „ role, & quelques-uns en „ meurent. De plus, selon „ cette opinion, il faudroit „ necessairement que tous „ subissent les rigueurs de ce „ mal affreux une fois pen- „ dant leur vie, & aucun ne „ pourroit en sentir les effets „ deux ou trois differentes „ fois : or l'experience fait „ voir tous les jours le con- „ traire. „ *Ex eâdem ipsâ causâ, mulieres quibus suppressi menses in omne corpus redundant, iisdem malis obnoxiæ jacerent, quod tamen rarum videas. In pueris & infantibus, quod dicebatur menstrui reliquias permanere, Galeni sententia redarguit, quæ asseverat. (1°. de sanit. tuend.) fœtum in utero non è fœdiore illo sanguine menstruo, sed è materni purissimâ portione alimentum capessere. Neque si quid menstrui fœtui cedit in alimentum, id tandiù potest post multas febres, post multos morbos superatos, in annum ætatis* XXX. *aut* XL. *perdurare, quâ nos ætate non paucos vidimus hisce exanthematis gravissimè conflictari alios occumbere. Adde unumquemque his aliquando in vitâ necessariò conflictari debere, & neminem his posse secundò aut tertiò prehendi: quorum utrumque manifestè falsum animadvertimus.*

De moins ingénieux Medecins que Fernel, auroient hesité à prendre quelque parti, mais ce grand Homme n'eſt point ſans reſſource.

Il tire l'origine de la Petite Verole * „ d'une certaine „ cauſe commune répandue „ dans tout l'air ; cauſe qui „ eſt d'autant plus prouvée, „ que cette maladie ſe fait „ ſentir l'Hyver comme l'E- „ té : en un mot, rien ne fait „ mieux reconnoître cette „ cauſe ſuperieure, que la „ bizarerie de la maladie dont „ le ravage s'étend avec opi- „ niâtreté dans certains tems, „ quoiqu'elle diſparoiſſe pen- „ pluſieurs années. „ *Hæc verò mala ex communi quâdam cauſâ toti aëri conſperſâ originem ha- bere luculenter demonſtrant, quod non ſolùm fervidiore cœlo, ſed & Hyeme graſſantur .... quòd annos complures ſileant & certis*

* *De morb. peſtil. lib. 2. cap. 12.*

annorum intervallis sæviant in plebem .... quæ qui videt, quomodo causam illam superiorem non intelligat. Quelle eſt donc la cauſe de cette maladie? c'eſt une qui eſt *commune* & *superieure.* Cette déciſion ne donne pas de grands éclairciſſemens, & ſi je voulois l'ado pter, je ne voudrois pas qu'on exigea de moi au-delà du ſimple expoſé de mon ſentiment, autrement j'avouerois que l'explication ſeroit autant au-deſſus de mes forces, que la cauſe même eſt *superieure;* mais pour éviter tous les détours, je tombe d'accord de bonne foi avec un excellent Medecin: „ que la „veritable cauſe de la Petite

„ Verole nous eſt inconnue*. *Cauſa vera & genuina horum affectuum eſt incognita.*

* *Juncker. conſp. med. Theoret. pract. tab. 51.*

En effet, tout le monde conviendra qu'il y a une cauſe de la Petite Verole, & regarder cette cauſe comme ſuperieure, c'eſt l'enviſager de même que tout homme ſans principe de Medecine; c'eſt l'enviſager en Chrétien, qui ſçait adorer la main du Créateur qui le punit par cette maladie, comme par telle autre que ce ſoit; mais ſans s'écarter de ces pieux ſentimens, il faut de plus connoître la cauſe phyſique, intrinſeque, ſa maniere d'operer & ſa force; voilà le talent du Medecin; talent qu'il n'a pas encore pû acquerir dans la Petite Verole, & qu'il possede seul dans la plûpart des maladies.

Cependant comme les Arts se perfectionnent tous les jours, un Auteur moderne * nous donne par ses découvertes des instructions que l'on n'osoit attendre, puisqu'il les étend jusques sur l'origine, la cause principale de la Petite Verole, & fournit un exemple de ses cruels symptômes dans le premier des hommes qui ait été *impitoyablement poursuivi* de cette cruelle maladie, & sur lequel elle s'est *acharnée*: *,, c'est, *dit-,, il*, le suc bien pernicieux du ,, fruit défendu qui rend les

* Pierre Violette Dubois ancien Prévôt de S. Cosme.

* Observat. & reflex. sur la petite Verole. p. 6. & 7.

„ hommes aſſujettis à la Pe-„ tite Verole, puiſque tous „ ont malheureuſement par-„ ticipé au poiſon d'un ali-„ ment ſi funeſte, & les ger-„ mes de ces maux ſe déve-„ loppent après de longues „ révolutions. „ Le ſuc de la Pomme qu'a mangé Adam eſt donc la cauſe de la Petite Verole. Ce Chirurgien ſi éclairé ſur ce point, ne prétend pas s'opiniâtrer contre ceux qui croiroient que ce *ſuc* n'eût pas agi avant le Déluge, il dit preſque en même tems, que „ ſi l'on veut que „ la Petite Verole n'ait com-„ mencé que depuis le Dé-„ luge univerſel : il eſt à pré-„ ſumer que ce fut la maladie

„ dont l'ennemi du genre hu-
„ main frapa Job. Ne fut-
„ elle point, s'écrie-t-il, la
„ maladie, &c. „ Et rempli de l'Histoire sacrée, il nous apprend quel fut cet ennemi & les motifs qui l'ont guidé. *C'est le rusé serpent, jaloux du bonheur d'Eve & d'Adam.* Cet Auteur nous laisse à conclure par ses raisonnemens, que le *suc* de la Pomme a été bien lent à operer, & que ce *germe* a eu besoin de *très longues révolutions*, pour ne s'être développé que sur le miserable *Job.*

Les differentes variations de la petite Verole, constituent ses differentes especes, telles que sont la discrete, la

Differences de petites Veroles.

confluente, la reguliere ou benigne, l'irreguliere ou maligne, la vraie & la fausse : ainsi c'est toujours la même maladie, considerée sous des faces differentes par le plus ou le moins de danger. Le moins ou le plus de quantité font la discrete ou la confluente. La reguliere est celle qui parcourt tous ses temps, avec autant d'ordre que le succès est heureux : l'irregulaliere ne garde aucun ordre, & les Malades y succombent ; par exemple, dans la suppuration ou même avant. Enfin, on entend par petite Verole fausse, celle qui sort avec moins d'abondance, forme une vesicule transparente remplie d'humeur, ſans qu'elle ſoit cependant accompagnée d'une fiévre conſiderable. La vraie ſe comprend par ſon nom, & celle qu'on lui oppoſe: au reſte, on pouroit multiplier la diviſion, preſques à l'infini; mais Monſieur Helvetius, mon Confrere, dans ſon Traité de l'œconomie animale, a fait une deſcription & un détail ſi ample de la petite Verole, que je peux renvoyer le Lecteur avide d'une plus exacte diviſion, à ce Livre, compoſé avec plus de délicateſſe que ma Diſſertation.

Signes dia-noſtics de la petite Verole.

Les ſignes qui annoncent la petite Verole, ne ſont pas aſſès évidens & convainquans pour, à leur preſence, la prédire avec certitude : ils ſont communs avec ceux qui précedent la Rougeole, & ſouvent les plus conſommez dans la pratique ſuſpendent leur déciſion, ou du moins la rendent douteuſe, juſqu'à ce que le caractere des exanthemes ſe manifeſte. Il eſt donc d'une importance infinie de ne pas hazarder une déciſion ſur l'avenir avec tant de précipitation, crainte, non ſeulement, d'alarmer un Malade & toute ſa famille, en les menaçant d'un mal qui n'arrivera point, ou les trop faire eſperer en cautionnant une ſimple Rougeole ; mais encore pour ne pas expoſer la Medecine à l'opprobre & à la calomnie; quoique l'un & l'autre ne devroient tomber que ſur l'ignorant.

Les ſignes communs à la Rougeole & à la petite Verole ſont, 1°. La fiévre qui paroît dabord, quelquefois point. 2°. S'il y a fiévre, elle a quelque intermiſſion dans le commencement; le lendemain elle eſt continue, enſuite *continente*. 3°. La voix devient enrouée ; il ſurvient une toue ſéche, ſi l'humeur tombe ſur le poulmon. 4°. Les yeux s'enflament, la tête devient douloureuſe & peſante, le Malade ſe trouve dans un aſſoupiſſement. 5°. Les urines aſſez ordinairement ſont rouges, épaiſſes, troubles, avec ou ſans ſediment. 6°. Enfin paroiſſent des taches rouges, qui s'élevent peu à peu en tubercules, leſquels, dans la Rougeole, ont coutume de diſparoître vers le troiſiéme jour; mais s'élevent au contraire de plus en plus dans la petite Verole, & au milieu d'eux paroît ſouvent une eſpece de trou, ou petite foſſe.

Cependant dans la Rougeole, auſſi-tôt l'éruption des taches ou des tubercules, la fiévre qui les avoit précedé, & pendant pluſieurs jours s'étoit fait ſentir avec aſſez de violence, tant dans les enfans que dans les perſonnes d'un âge plus avancé ; cette fiévre, dis-je, se dissipe le plus souvent. Dans la petite Verole, au contraire, ces tubercules s'élevent de plus en plus & causent une douleur très-sensible, qui devient peu à peu supportable, jusqu'au temps de la suppuration, auquel cette douleur se renouvelle ; mais cesse aussi-tôt que, le pus une fois formé, ces boutons se dessechent, ou naturellement, ou artificiellement ; alors ils tombent ou s'arrachent, & la peau demeure garnie de petits trous ou fosses, plus ou moins profondes, selon l'acrimonie de l'humeur qui les a produit : lesquels trous se remplissent ſouvent dans les jeunes ſujets. Mais il arrive frequemment que l'acreté de l'humeur & la demangeaiſon qui en eſt excitée, porte les Malades à ſe grater & ſe déchirer; alors pluſieurs de ces petites foſſes n'en font plus qu'une, & laiſſent, après une parfaite guériſon, des cicatrices qui préjudicient beaucop au viſage.

Tout âge eſt ſujet à la petite Verole, ſur tout l'enfance & la jeuneſſe; quoi que peu de perſonnes échappent à cette maladie, il n'eſt pas vrai qu'aucune n'en doive être exempte.

Pronoſtiques de la petite Verole.

1°. Plûtôt les petites Veroles paroiſſent, plus on doit

esperer ; mais le meilleur signe est la diminution de la fiévre dans le temps de l'éruption.

2°. Les petites Veroles, en general, sont toujours plus dangereuses que les Rougeoles, c'est-à-dire, les petites Veroles benignes que les Rougeoles benignes, il en est de même des malignes. Il faut cependant observer qu'il arrive dans certains temps que les Rougeoles sont plus malignes & plus dangereuses, lorsque les petites Veroles se guérissent assez facilement.

3°. Il y a toujours à craindre après la supuration & l'exsiccation des tubercules de la petite Verole, & les Malades qui s'exposent trop tôt à un air froid, courent un danger considerable.

4°. Une diarrhée, sur tout avec tranchées, provenante ou des remedes, ou du froid, que le Malade aura souffert, accompagné de la concentration ou retrocession des *Exanthemes*, est ordinairement mortele; quoique néanmoins ces diarrhées soient moins violentes dans des temps que dans d'autres : il faut cependant remarquer qu'un dévoyement avec déjection de matieres purulentes, & qui survient au tems de la supuration, & en une quantité moderée, ne doit point effrayer un Medecin prudent.

5°. On ne peut que mal augurer des puſtules qui s'élevent à des intervals de temps éloignez, ou qui ſont entourées d'un cercle, ſoit pâle, ſoit noiratre, & applaties; & ſi au lieu d'un pus louable, il paroît des taches d'une couleur rouge-brune. Mais plus les puſtules s'élevent en rondeur, plus l'eſperance eſt bien fondée.

6°. Les petites Veroles confluentes ſont plus dangereuſes que les diſcretes, & en general, les enfans ſupportent plus aiſément, & plus heureuſement cette maladie que les adultes.

7°. Une fiévre inflammatoire survient ordinairement dans le temps de la suppuration, & cause plus de danger que celle qui a accompagnée l'éruption ; ce qui fait que très-souvent après qu'on a cru les Malades hors de tout risque, on les voit succomber & mourir par cette fiévre. Outre cela, les symptomes les plus menaçans, tels que les convulsions qui arrivent avant l'éruption, ne sont pas si dangereuses que celles qui arrivent après.

8°. Si l'enflure inflammatoire du visage & des mains, qu'on doit naturellement attendre au temps de la suppuration, ou ne paroît pas, ou disparoît trop promptement: il y a beaucoup à craindre; car quoique la petite Verole ne rentre pas toujours, il survient au Malade des inquiétudes, le délire, une suppression d'urine, & quelquefois la mort.

9°. Lorsqu'il n'y a aucun symptôme fâcheux, on ne doit rien appréhender d'un bas ventre resserré; mais on doit tout craindre en le lâchant imprudemment.

10°. Les petites Veroles laissent souvent après elles des dépôts, qui se font par *metastase*, tels que sur le poulmon, & alors il reste une toux incommode. Il s'en fait aussi exterieurement, tels que ceux que l'Auteur moderne ci-dessus cité a traité dans un jeune homme, qui fut (comme il s'en explique) l'*heritier des maux de Job & de sa patience.*

bserv & fl. sur la etite V. 15, 16 & 7.

Je crois devoir regarder l'éruption de la petite Verole comme une décharge que fait la nature, d'une matiere ulcereuse, par les pores de la peau; cette matiere est portée du centre à la circonference. Décharge & expulsion qui ne se peuvent executer, qu'autant que l'action & la réaction qui subsistent entre les solides & les fluides jouent avec liberté. Cette liberté se perd, ou par l'épaississement des liqueurs, ou leur quantité demesurée, ou la trop

ture de la etite Verole.

grande tension des fibres, ou leur affaissement, &c. Je ne prétends cependant pas établir un systême pour me captiver une foule de sectateurs; celui que j'expose n'est point nouveau, & que chacun pense comme il lui plaira, pour moi j'épouse celui-ci, me paroissant plus vraisemblable; & comme je ne cherche que la verité, j'aurai obligation à ceux qui me donneront quelque chose de plus convainquant. Mais, passons à un point plus interessant, & qui n'est point *systematique;* on ne le peut juger tel sans être coupable, & c'est par lui que le Medecin differe de l'empirique.

Avant de preſcrire aucun remede contre la petite Verole, il eſt important (de même que dans toutes les maladies) d'examiner avec une exactitude infinie ce qui peut inſtruire, tant du côté du temperament du Malade, que du côté des ſymptomes de la maladie.

La connoiſſance du temperament nous découvre la délicateſſe du Malade, ou ſa force ; les indiſpoſitions auſquelles il eſt le plus ſujet, comme hémorrhagie par les narines, hémoroïdes, diſenterie, dévoyement, vomiſſement, fiévres, &c. ſon régime de vivre, ſes inclinations, &c.

L'attention aux ſymptomes, marque ſouvent la qualité de l'humeur peccante, ſa ſource, la voye que veut épouſer la nature pour s'en débaraſſer, &c. Tout cela bien conſideré, il eſt permis de proceder à la cure, qui doit être reglée ſelon les differens tems de chaque maladie; qui ſont le commencement, l'augmentation, l'état & le déclin.

Or, dans la petite Verole, il faut diriger ſa cure, & quant aux ſignes précurſeurs de l'éruption, & quant à l'éruption des puſtules, & quant à leur ſupuration, & quant à l'exciccation, & très-ſouvent quant aux ſuites qu'-

elle entraîne par des dépôts qui ne se déclarent pas toujours exterieurement, mais qui tendent à l'alteration & à la corruption de quelque viscere. Ces vûes & ces entreprises sont celles d'un vrai Medecin qui possede l'œconomie animale, & qui familiarisé avec la nature, en pénétre les secrets, la suit dans toutes ses démarches, la releve dans ses langueurs, la dégage dans ses embaras.

Methode avant l'éruption.

J'ai dit que les signes qui précedent la petite Verole, sont ordinairement, la fiévre, la voix enrouée, la toux, les yeux éteincelans & enflamez, la douleur & la pesanteur de tête, l'assoupissement, les urines échauffées, &c. & j'ai observé en même temps que tous ces ſignes ne paroiſſent pas toujours tous enſemble ; ainſi ſelon ceux qui ſe preſentent & les indications que l'on a tiré du temperament des malades, il eſt facile de ſe guider, pourvû que nous aimions & ſçachions notre profeſſion, & que certaines préventions ne ſoient pas le fondement de notre pratique.

Si tout ſe paſſe paiſiblement, qu'il n'y ait eû aucune, ou très-legere fiévre, que les vaiſſeaux ne ſoient trop pleins, & qu'aucun fâcheux ſymptome ne paroiſſe, je penſe avec Juncker qu'il eſt plus prudent de s'abſtenir de tout remede, & écouter tranquillement la nature, que vouloir se rendre acteur trop officieux pour l'être à contretemps. * *In variolis placidè, leniter & ordinatè procedentibus, præstat ab omni medicatione abstinere, & consultorem magis quàm actorem agere nimis officiosum.*

* Consp. Med. Theor. Pract. Tab. 51.

Il n'en est point de même lorsque la fiévre se fait sentir, lorsque les vaisseaux sont trop pleins, que le sang jouit foiblement de son mouvement circulaire, ou qu'il est dans une fougue considerable. La nature dans la premiere supposition, languit sous le poids d'un fardeau qui l'opprime; les molecules ne peuvent être attenuées &

divisées, le solide est privé de sa libre élasticité, & le Malade est menacé de succomber par le défaut de l'éruption d'une humeur qui regorge, & ne peut trouver d'issue convenable. Dans l'autre, les mouvemens sont irreguliers, violens, tumultueux, la nature est maîtrisée, toute la méchanique est dans des agitations *spasmodiques*, & le Malade est dans un péril évident par la violence infructueuse des efforts.

Dans de si pressantes conjonctures, la saignée devient un remede assuré; le sang est tiré dans une quantité reglée par le Medecin, & cette opération se réitere autant de fois que les ſymptomes la lui font ordonner, & que les forces la permettent. * *Danda ſiquidem opera, ut ſi ſanguis redundat in ullo, qui venæ ſectionem, ſanguiniſque miſſionem ferre poſſit, quamprimum inſtituatur, & copia conveniens educatur.*

* *Sylvius* d'Eleboë, *prax. Med. Append. tract.* I. *cap.* 9.

Cette pratique paroît facile à executer, mais qu'elle demande de prudence dans celui qui la veut obſerver! une hæmorrhagie *critique* arrive au commencement de la maladie; le Medecin ſe promet tout d'un évenement qui le raſſure, il demeure dans une ſage oiſiveté, *conſultorem agit.* Le Charlatan au contraire regarde cette évacuation comme *ſymptomatique*, &

ſoit pour diminuer la quantité du ſang, ſoit pour calmer ſon prétendu *bouillonnement*, il ſaigne & reſaigne, du bras & du pied, donne émulſions, eaux de poulets, raſades de rafraîchiſſans ſur raſades; & nullement verſé dans les ſecrets de la nature, il la trouble dans ſes plus ſalutaires fonctions, *actorem agit nimis officioſum*. Le même ignorant tombe dans une imprudence auſſi criminelle, lorſque l'hæmorrhagie eſt *ſymptomatique*; il voit d'un air calme couler avec profuſion le ſang d'un malade qui manque en ſa preſence dans le moment qu'il le croit toucher de près à la convaleſcence. Faute mortelle qu'il eût pû prévenir avec plus de lumieres, ou muni des simples *mêches* de M. Dubois.*

* Obser. & Reflex, sur la petite Verole pag. 25.

Les inconveniens que je rapporte de l'usage de la saignée faite mal-à-propos, suivent aussi la mauvaise application des autres remedes. Il faut donc une capacité éprouvée, un travail continuel, une science consommée, pour ne point errer dans des circonstances si délicates; la moindre faute n'est pas toujours réparable, & le malade pour être bien conduit a besoin *d'une bonne tête* plutôt que *d'une main legere.*

Méthode au tems de l'éruption.

Des taches paroissent enfin, qui dans peu de temps

forment des tubercules qui s'élevent; & quoiqu'il n'y ait pas alors beaucoup de merite ni de ſcience à caracteriſer la maladie de la Petite Verole, on ſe trompe cependant très-ſouvent en la prédiſant plutôt. A peine cette maladie ſe déclare-t-elle, que le Medecin doit être attentif à trois choſes. La premiere, ſi l'éruption ſe fait trop difficilement; la ſeconde, ſi elle ſe fait avec trop de précipitation; la troiſiéme, enfin ſi cette décharge ſe fait avec ordre.

Lorſque l'éruption ſe fait avec trop de difficulté & de lenteur, le poulx eſt ordinairement plein, dur, enfoncé, le malade ſe trouve aſſoupi, la tête s'apéſantir, quelquefois il tombe dans des foibleſſes & des défaillances, la peau ſe garnit de quelques puſtules qui paroiſſent & diſparoiſſent en pluſieurs fois ; & dans ce cas, la nature agit ſouvent avec ſuccès par quelque hæmorrhagie. La plenitude & l'épaiſſeur du ſang qui circule avec peine, produiſent ces accidens : le reſſort des ſolides ne joue pas aſſez facilement pour diviſer & attenuer les molécules groſſieres de la maſſe, & les ſecretions comme les excretions ne s'executent que très-imparfaitement. Il peut arriver auſſi que la Petite Verole ſe déclare difficilement, quoiqu'on ait avant diminué la quantité excedente du ſang, par des ſaignées réiterées; & alors ou une eſpece de coagulation du ſang, ou un épuiſement ſoit naturel au ſujet, ſoit procuré par des évacuations imprudentes, jette la nature dans l'impuiſſance & la langueur: impuiſſance & langueur qui ſe connoiſſent par un poulx petit, lent, concenté, & les autres ſignes qui dénotent un corps affoibli.

On eſt aiſément éclairci ſur le ſecond article, par l'ardeur de la fiévre qui ſe déclare avec fureur. Pluſieurs puſtules jointes enſemble &

confusément mêlées, forment une Petite Verole confluente, les yeux s'enflamment, la tête se charge & se trouble, le délire & les mouvemens convulsifs surviennent, qui menacent d'une prompte mort. La cause de tous ces accidens est l'effervescence extraordinaire & tumultueuse des fluides & l'irregularité des mouvemens dans les solides. Voilà ce que j'en peux seulement penser, jusqu'à ce qu'une cause plus immédiate ait été découverte.

La Petite Verole paroît avec ordre, quand elle a été précedée de peu de fiévre, que les symptomes rapportez ci-dessus, ont été moins sensibles, en un mor, que les forces du malade fournissent aux efforts que fait la nature pour vaincre un ennemi qui l'opprime.

Il est donc important de peser serieusement ces trois differentes circonstances, selon lesquelles il faut diriger la pratique, autrement on se conduiroit par une *routine* autant ignorante que criminelle; *routine* diversement suivie, que la seule prévention détermine : car les uns ont pour maxime inviolable de ne saigner jamais, ni avant, ni au milieu, ni après les Petites Veroles : les autres saignent toujours avant, & jamais au-delà : quelques-uns ſaignent toujours & dans tous les temps : pluſieurs ſaignent & purgent dès les commencemens : il en eſt qui ſe ſervent de l'émetique comme d'un ſpécifique & ſeul remede : d'autres s'en tiennent uniquement aux ſaignées & aux rafraîchiſſans : enfin on s'eſt fait un point de vûe dont on ne peut plus s'écarter, & pour éviter une trop grande tenſion d'eſprit, on regle ſa méthode ſur le nombre de ſes malades, & non ſur la nature de leurs maladies.

Dans la ſuppoſition d'une Petite Verole qui ſort difficilement, j'ai dit que la ſaignée devient indiſpenſablement

ment necessaire, si la quantité du sang a causé ce retard; mais lorsque cette abondance a été emportée par les saignées au commencement de la maladie, & que la même difficulté subsiste, ou que les vaisseaux n'ont point été trouvez trop pleins, & qu'on n'a pas été obligé de recourir à la saignée; ou qu'enfin sans plénitude, le malade au contraire est dans l'épuisement, soit naturel, soit causé par une méthode peu refléchie; je suis convaincu que des potions cordiales & rendues diaphorétiques, selon le besoin, sont un moyen assuré pour rappeller les forces d'un malade

& rendre fructueux les efforts de la nature. Je ne donnerai aucune formule des ordonnances qui pourroient convenir ; parcequ'un Empyrique dénué de jugement abandonneroit les remedes à leur sort, & l'envie que j'ai d'instruire auroit des suites funestes dont je deviendrois innocemment coupable. Les accidens qui paroissent même les plus légers, exigent la presence d'un Medecin, & les trois derniers que je viens de supposer n'admettent jamais celle d'un Chirurgien.

Quand la Petite Verole pousse abondamment, & avec trop de précipitation, que tous ou plusieurs des ſymptomes que j'ai remarqué ſe preſentent, & que la ſaignée a été faite proportionnellement à la quantité connue excedente, alors il faut s'appliquer à calmer l'irritation des ſolides & l'agitation des fluides. Pour y parvenir, je ne ſuis point d'avis qu'on ait recours aux eaux de poulets, émulſions, ni à ce qui peut s'appeller proprement *rafraîchiſſant* ; ces ingrédiens ſont pernicieux dans tous les temps de la Petite Verole, & malgré les autoritez ſur leſquelles on m'en voudroit perſuader une prétendue utilité, je conſerverai le droit que m'a acquis une pratique opposée & heureuſe, de penſer le contraire. Il s'agit de moderer & non d'intercepter entierement, & j'avancerai ſans crainte que je deſeſpererois plus de la vie d'un malade qui ſeroit traité par les rafraîchiſſans, que de celui qu'on auroit enyvré d'échauffans. Si donc ces échauffans ont produit ce mouvement déreglé & tumultueux dans toute la maſſe, parcequ'on en aura prodigué l'uſage, alors autant il ſeroit temeraire de leur oppoſer une boiſſon d'une vertu *éminemment* contraire, autant il eſt ſage d'en preſcrire une temperée; & pour ſatisfaire à toutes les indications, je la composerois d'une ptiſane avec la décoction des racines de chiendent, scorzonere avec le ris, &c. Je donnerois quelque potion composée des eaux de buglosse, bourache, chicorée, ou autres, avec ou sans confection, selon les circonstances, j'y employerois les yeux d'écrevisse & j'assaisonnerois la potion du syrop soit violat, soit diacode, selon les intentions qu'on devroit alors se proposer; & je ne perdrois jamais de vûe cette maxime, qui est de temperer un mouvement qu'il faut cependant conserver, mais qu'il est funeste de supprimer. Or si je ne penche pas pour les susdits rafraîchissans, après l'usage même immoderé des échauffans : il eſt aiſé de penſer combien j'en ſuis plus éloigné lorſque le mouvement tumultueux n'a pas ceux ci pour cauſe.

Si l'éruption ſe fait paiſiblement & avec ordre, prenez garde de ne le pas troubler par un zele indiſcret. Soyez fidele interprete de la nature que vous devez uniquement écouter. Reglez la diette, & ne penſez ni à Chirurgie, ni à Pharmacie. Le régime doit tendre à conſerver une douce chaleur ; & tout ce qui pourroit ou la diminuer ou l'éteindre, devient un obſtacle preſque toujours inſurmontable à la guériſon. La nourriture en general, ſera un potage léger le matin, un œuf ſur le midi, & quelque petit morceau de biſcuit, ſoit ſeul, ſoit trempé dans un peu de vin corrigé avec ſuffiſante quantité d'eau. On peut auſſi avec ſuccès, dans la plûpart des Petites Veroles, accorder aux malades une petite rôtie au vin, temperée de même avec l'eau.

La boiſſon ſera une ptiſane avec les racines de chiendent & de ſcorzonere ſeules, & deux ou trois fois dans la journée, on contribuera à entretenir cette douce éruption des puſtules en dilayant dans un verre de cette ptiſane, une cuillerée de vin rendu plus cordial par le mélange du ſucre, de la canelle, de la noix muſcade, &c. dont la quantité & les differentes combinaiſons ſeront reglées ſelon la ſituation du malade, ſes forces, &c.

Ce que j'ai dit des alimens, doit être appliqué dans les cas de foibleſſes & d'épuiſemens.

Avant de finir ce qui concerne la méthode qui doit être obſervée dans les trois conjonctures qui peuvent accompagner l'éruption de la Petite Verole, je remarquerai quant à la ſaignée, qu'il faut beaucoup de reflé-xions avant de l'ordonner, & que s'il eſt des occaſions dans lesquelles elle est indispensable, il en est infiniment plus dans lesquelles elle préjudicie. Enfin quant à tous les remedes, soit saignée, soit purgation, je demeure convaincu avec le docte Juncker, que du petit nombre qui est traité de cette maladie par les remedes, il en meurt beaucoup plus, que du grand nombre de ceux qui n'employent aucun médicament, & abandonnent le succès à la nature. *E numero pauciorum, qui contrà hos affectus medicamenta adhibent, plures moriuntur, quàm è numero plurium, qui nullis medicamentis utuntur, sed soli naturæ hoc negotium committunt.*

C'eſt ainſi que les enfans ſont gueris de la Petite Verole, & l'heureuſe impoſſibilité de prendre des remedes, rend leur maladie moins dangereuſe. Dans les perſonnes d'un âge plus avancé, les humeurs à la verité ſurabondent ou ſe vicient plus aiſément par toutes ſortes de raiſons, par les grands travaux, ou l'oiſiveté, les débauches de toutes les eſpeces, les paſſions de l'eſprit, &c. mais auſſi ne faut-il pas tellement préſuppoſer cette plenitude ou ce vice, qu'on ſe livre à la demangeaiſon trop naturelle à quelques-uns, de multiplier les remedes; il eſt des gens qui rougiroient de quitter la chambre d'un malade ſans avoir ordonné ſoit ſaignée, ſoit potion, & l'on compteroit facilement leurs viſites par leurs ordonnances; mais l'évenement les fait ſouvent repentir de leur imprudente fertilité.

Methode dans la suppuration.

De tous les remedes qui peuvent, à mon avis, procurer une louable ſuppuration, je n'en trouve pas de plus efficaces que les doux ſudorifiques, qui ſont, en general, ce que je préfere dès les commencemens de la Petite Verole. Par cette voye je ſoutiens, avec le Sçavant Silvius Deleboë, que les puſtules ſe meuriſſent, ſe déſechent & tombent avec plus de facilité. * *Horum autem medicamentorum ope facilitabitur & promovebitur insuper variolarum tum maturatio, tum exsiccatio, hinc & casus.* Mais ces doux sudorifiques doivent être differens & corrigez selon l'âge, la constitution de chaque Malade, les symptomes, &c. *Et blandiora pro cujusvis ægri ætate, constitutione propriâ, symptomatibus, &c. varianda, & cum aliis temperanda.* Cette methode est aussi utile lorsque les Malades respireront difficilement, ou seront incommodez de la toux.

* *Prax. Med. append. tract. cap. 9.*

Il arrive frequemment que les paupieres s'enflent & se raprochent, de maniere qu'elles sont comme colées enſemble, & les remedes ſuivans ſont d'un grand ſecours. On baſſine les yeux avec le lait de femme, ou ſeul ou avec le ſafran ; d'autres emploient celui-ci dans l'eau-roſe. Quelques uns ſe ſervent du ſuc de cerfeuil pilé & exprimé, qu'ils joignent à l'eau ou de roſes, ou de fenouil : je les ai tous mis en uſage, & je les approuve.

Dans les inflammations internes des oreilles, la décoction ſoit d'abſynthe, ſoit de petite centaurée, ſoit de quelque autre plante aromatique, ſeringuée doucement, ou quelques goutes de baume de ſouffre, ſelon les circonſtances, emporteront ces accidens. Tous ces remedes, au reste, demandent un guide autant éclairé que sage.

On agite une question, dont la décision est des plus importantes, sur tout dans le temps de la suppuration de la petite Verole. On demande donc si les Malades peuvent & doivent être changez de linge ; si l'air exterieur peut être librement admis en ouvrant les fenêtres de leurs Chambres, & quelles regles on doit suivre pour ne point conserver un air infecté & étouffant ; car, dit-on, les Malades croupissent dans la puanteur, & sont consumez d'un feu qui les dévore, ce qui augmente le danger de la maladie, &c.

Pour reſoudre cette objection, il faut la regarder comme faite, ou par les Malades, ou par les perſonnes qui ſont engagées, ſoit par le devoir, ſoit par la bienſéance à s'approcher de ces Malades.

L'impatience, ou la délicateſſe des Malades, ſouvent l'habitude qu'ils ont de changer de linges exactement, lorſqu'ils jouiſſent d'une ſanté parfaite, leur fait deſirer la même propreté dans toutes leurs maladies, à plus forte raiſon dans la petite Verole, par rapport aux inconveniens qui l'accompagnent. Or, comme un Medecin doit conſulter plûtôt le beſoin que les phantaiſies de ſes Malades, il doit ſçavoir comment ſe gouverner quant à ces changemens.

Les Parens, amis ou gardes des Malades, ont peine à ſupporter une odeur diſgracieuſe, qui augmente de jour en jour, & s'étudient à diminuer leur dégoût en ouvrant les fenêtres, ou changeant de linges, ſous le criminel prétexte de calmer les douleurs de ceux qui leur ſont confiez.

Il ne faut donc pas écouter les avis que pourroient donner les uns & les autres; mais preſcrire ce que dictent la raiſon & l'experience, & ſans ſe rendre eſclaves de la conduite de quelques empiriques, & hommes ſans lettres, qui pratiquent par modes & jamais par principes, épouſer les voies les plus conformes aux intentions de la nature.

Malgrez les condamnations que gens moroſes porteront de mon ſentiment, je n'héſiterai point à m'ouvrir ſur l'abus que commettent ceux qui changent les Malades de linge trois ou quatre fois, depuis le commencement de la petite Verole juſqu'à l'exſiccation des puſtules ; & je crois auſſi coupables que témeraires ces fameux Praticiens,* *Qui font ouvrir les fenêtres à quelque heure du jour, même pendant l'Hiver* ; je

* P. V. Dubois, Reflex. & Obſer. ſur la petite Verole pag. 33.

crois être en droit d'emploïer contre eux leurs propres expressions, en disant : „ Que
* Le même pag. 32.
„ cet usage est si enraciné, que les Medecins ne „ sont pas toujours les maîtres de corriger cet imper-„ tinent abus, “ qui est celui qu'ils insinuent eux-mêmes.

Je n'entends pas qu'on fasse une fournaise de la Chambre d'un Malade ; je veux que l'air y demeure temperé par un degré de feu qui soit conforme à la saison ; & que dans l'Esté il soit permis d'ouvrir des fenêtres, mais non pas *à quelque heure que ce soit*, ni *l'Hiver*, sinon dans certains jours qui par la douceur du temps tiennent lieu d'une saison contraire : il faut éviter les gêlées, les brouillards, &c. car alors ſurviendroit la retroceſſion des puſtules, la toux, &c. Quant à ceux qui craindroient ne pouvoir point ſaiſir les temps & heures convenables de procurer un changement d'air ; je leur conſeille d'en conſerver un temperé, & de tenir plûtôt les fenêtres exactement fermées, ce qui ſe peut faire ſans qu'elles ſoient * *hermetiquement bouchées*, que de rafiner mal à propos.

* P. V. Dubois, pag 31.

Il ſeroit toujours plus prudent de laiſſer les mêmes linges aux Malades juſqu'à l'exſiccation des puſtules ; & je ne me ſuis jamais repenti d'avoir conſervé dans cette pré-tendue malpropreté les perſonnes qui ont bien voulu m'honorer de leur confiance; je ſuis, en cela, très éloigné de la pratique abſurde & meurtriere de ceux qui veulent, „ non ſeulement changer ſouvent les Malades de „ linges au tour de leur corps, „ comme de chemiſes, camiſoles, bonnet, coëffe de „ bonnet; mais de plus les „ changer auſſi tous les jours „ de draps & même de lit, „ lorſqu'ils ont le moyen & „ la commodité de le faire.

* P. V. Dubois, pag. 36.

Ce n'eſt pas ſans raiſons que ces faux Æſculapes * *s'attendent à trouver des contradictions.* S'ils euſſent **profité* davantage

* P. V. Dubois, pag 37.

* Le même pag. 34.

des lumieres de Messieurs les Medecins, ils se fussent évité le honteux & public aveu de tant de morts dont * ils ont été plus que spectateurs.

* Le même p. 44, 45, 46, 47, 48, 49, 50.

Méthode pour le tems de l'Exsiccation.

Quand les pustules parviennent enfin heureusement à se dessecher, il faut temporiser jusqu'à leur entiere & parfaite exsiccation, pour tenter les remedes les plus convenables, & purger les Malades selon leur âge, leurs forces, &c. afin d'emporter les restes d'une humeur qui pouroit faire sentir sa malignité par des dépôts, soit interieurs, soit exterieurs. Je n'indiquerai pas ici les purgatifs necessaires pour prévenir ces accidens, je passerois les bornes que je me suis prescrit, n'ayant préparé cette Dissertation que pour engager le Public à ouvrir les yeux sur la methode d'une infinité de Charlatans, qu'un langage emprunté lui fait croire sçavans, & donner en même temps aux personnes de goût une teinture suffisante de la connoissance de la petite Verole, & des remedes qui lui sont propres.

Cependant on me demandera, sans doute, comment tous les secours imaginables n'ont pû sauver de cette maladie un nombre très-considerable de personnes de tout âge, de tout sexe, & de toute condition, qui sont mortes de la petite Verole, pendant l'année 1723, & le commencement de 1724.

Je réponds avec autant de simplicité que de candeur, dans les termes de Monsieur Dubois : „ Que ce n'est pas „ ceux qui ont fait de bonnes „ études en Medecine, qui „ sont bien instruits de la „ structure du corps humain, „ de la nature des liqueurs „ qui circulent dans ses con„ duits, & qui se sont exer„ cez dans la pratique me„ dicinale, en suivant avec „ assiduité les plus habiles „ Maîtres de l'art ; ce n'est „ point, dis-je, à ceux-là „ qu'il faut imputer le mau„ vais succès du traitement P. 41. 24.

„ des maladies aigues : (*comme*
„ *de la petite Verole*) mais bien
„ à tant de faux Medecins,
„ qui ſous prétexte de reme-
„ des ſecrets qu'ils ont reçû
„ par tradition des Empiri-
„ ques, oſent entreprendre
„ de traiter des Malades ſans
„ aucun principe de Medeci-
„ ne & ſans avoir la moindre
„ teinture d'anatomie, ſedui-
„ ſent les peuples par des cu-
„ res fauſſement alleguées....
„ Enſorte que l'on voit ſou-
„ vent ſuivre ces ſortes de
„ Charlatans comme des ora-
„ cles.

Il faut donc conclure qu'on ne doit tant de morts qu'à *des faux Medecins*, ou gens à *remedes ſecrets* ; à *des Empiriques* ou ou leurs éleves. Oui, je l'assure, la dixiéme partie des personnes qui ont été attaquées de la petite Verole en 1723 & 1724, n'a pas été traitée par des Medecins; le plus grand nombre a été duppe de ceux que Monsieur Dubois vient de caracteriser.

COROLLAIRE.

1°. Je crois m'être suffisamment ouvert sur la methode de traiter la petite Verole dans tous ses temps : mais pour ne rien laisser à desirer, & m'expliquer plus clairement; je dis dabord, que rarement la saignée est necessaire avant l'éruption des pustules, & jamais après; quand même une retroceſſion de ces puſtules en ſeroit le prétexte.

2°. Le purgatif a ſon lieu après l'exſiccation, mais il eſt preſque toujours pernicieux avant ; il n'en eſt pas de même de l'émetique, dont l'action rapelle aiſément à la circonference, la petite Verole rentrée : ſon uſage ne peut cependant être preſcrit que dans des circonſtances ſerieuſement examinées par le Medecin, qui en éprouve quelquefois l'utilité dans le premier temps de cette maladie.

3°. Les émulſions ne conviennent jamais, & je ne vois rien qui puiſſe excuſer ceux qui en ont inſinuez l'uſage.

4°. Les cordiaux & diaphoretiques rempliſſent toutes les indications de la petite Verole ; & ſans épuiſer les boutiques des Apoticaires, par de frequens *Recipe*, un vin préparé comme ci-deſſus, & donné dans des intervalles plus ou moins éloignez, aide une nature languiſſante, ou la conſerve dans ſon action.

5°. La diete ne doit pas être bornée aux bouillons, mais les alimens ſolides doivent être donnez & partagez ſelon les differentes conjonctures : il faut tout appréhender de l'épuiſement, & la grande diſſipation demande une réparation conforme.

Que les perſonnes peu verſées dans la pratique de Medecine, ne s'imaginent pas que la cure de la petite Verole ſoit devenue ſi facile à entreprendre par mon expoſé, que la ſeule Garde-Malade y puiſſe réuſſir. Il faut autant de prudence pour executer ce que je preſcris, que les remedes les plus recherchez ; notre profeſſion ne conſiſtant point à donner beaucoup de médicamens ; & ceux qui demandent une plus longue préparation, ou ceux qui coûtent le plus, mais à donner à propos ceux qui ſont les plus ſimples.

FIN.

Approbation du Censeur Royal.

J'Ai lû par ordre de Monseigneur le Garde des Sceaux le manuscrit intitulé, *Lettre à l'Auteur des Observations & Reflexions sur la Petite Verole, &c.* par M. LE THIEULLIER, Docteur Regent en Medecine de la Faculté de Paris, &c. L'Auteur y donne des sentimens conformes à un vrai Medecin & habile Praticien; ainsi cet Ouvrage ne peut qu'être très-utile au Public. Fait à Paris le 17 Fevrier 1725. *Signé* WINSLOW.

PRIVILEGE.

LOUIS par la grace de Dieu Roy de France & de Navarre: A nos amez & feaux Conseillers les Gens tenans nos Cours de Parlement, Maîtres des Requêtes ordinaires de notre Hôtel, Grand Conseil, Prevôt de Paris, Baillifs, Sénéchaux, leurs Lieutenans Civils, & autres nos Justiciers qu'il appartiendra, Salut. Notre bien amé LOUIS-JEAN LE THIEULLIER, Docteur Regent de la Faculté de Medecine de l'Université de Paris, Nous ayant fait supplier de lui accorder nos Lettres de Permission pour l'impression d'une *Lettre à l'Auteur des Observations & Reflexions sur la Petite Verole*, qu'il souhaitteroit faire imprimer & donner au Public. Nous avons permis & permettons par ces Presentes audit LE

THIEULLIER de faire imprimer ledit Livre en tels volumes, forme, marge, caractere conjointement ou separément, & autant de fois que bon lui semblera, & de le vendre, faire vendre & debiter par tout notre Royaume pendant le tems de trois années consécutives, à compter du jour de la datte desdites Presentes. Faisons défenses à tous Libraires Imprimeurs & autres personnes de quelque qualité & condition qu'ils soient d'en introduire d'impression étrangere dans aucun lieu de notre obéissance ; à la charge que ces Presentes seront enregistrées tout au long sur le Registre de la Communauté des Libraires & Imprimeurs de Paris, & ce dans trois mois de la datte d'icelles ; que l'impression de ce Livre sera faite dans notre Royaume & non ailleurs, en bon papier & en beaux caracteres conformément aux Reglemens de la Librairie ; & qu'avant que de l'exposer en vente, le manuscrit ou imprimé qui aura servi de copie à l'impression dudit Livre, sera remis dans le même état où l'Approbation y aura été donnée, ès mains de notre très-cher & feal Chevalier Garde des Sceaux de France, le Sieur Fleuriau d'Armenonville Commandeur de nos Ordres ; & qu'il en sera ensuite remis deux Exemplaires dans notre Bibliotheque publique ; un dans celle de notre Château du Louvre ; & un dans celle de notredit très-cher & feal Chevalier Garde des Sceaux de France, le Sieur Fleuriau d'Armenonville Commandeur de nos Ordres, le tout à peine de nullité des

Presentes, du contenu desquelles Vous mandons & enjoignons de faire jouir l'Exposant ou ses ayans cause, pleinement & paisiblement, sans souffrir qu'il leur soit fait aucun trouble ou empêchement. Voulons qu'à la copie desdites Presentes qui sera imprimée tout au long au commencement ou à la fin dudit Livre, foi soit ajoûtée comme à l'original; Commandons au premier notre Huissier ou Sergent de faire pour l'execution d'icelles, tous actes requis & necessaires, sans demander autre permission, & nonobstant clameur de Haro, Chartre Normande & Lettres à ce contraires: Car tel est notre plaisir. Donné à Paris le vingt-deuxiéme jour du mois de Fevrier, l'an de grace mil sept cens vingt-cinq, & de notre Regne le dixiéme. Par le Roy en son Conseil. *Signé*, CARPOT. avec paraphe.

Registré sur le Registre VIe. de la Chambre Royale & Syndicale de la Librairie & Imprimerie de Paris, No. 189. fol. 159. conformément au Reglement de 1723. Qui fait défenses art. IV. à toutes personnes de quelque qualité qu'elles soient, autres que les Libraires & Imprimeurs, de vendre, débiter, & faire afficher aucuns Livres pour les vendre en leurs noms, soit qu'ils s'en disent les Auteurs ou autrement, & à la charge de fournir les Exemplaires prescrits par l'article CVIII. *du même Reglement. A Paris le six Mars mil six cens vingt-cinq.* Signé BRUNET, Syndic.

www.ingramcontent.com/pod-product-compliance
Ingram Content Group UK Ltd.
Pitfield, Milton Keynes, MK11 3LW, UK
UKHW021108260726
13994UKWH00002B/780